EXTRAIT DE LA BIOGRAPHIE

HOMMES DU JOUR

ET RAPPORTS DES JOURNAUX SCIENTIFIQUES

SUR LE

TRAITÉ DES MALADIES SYPHILITIQUES

DU DOCTEUR

GIRAUDEAU DE SAINT-GERVAIS.

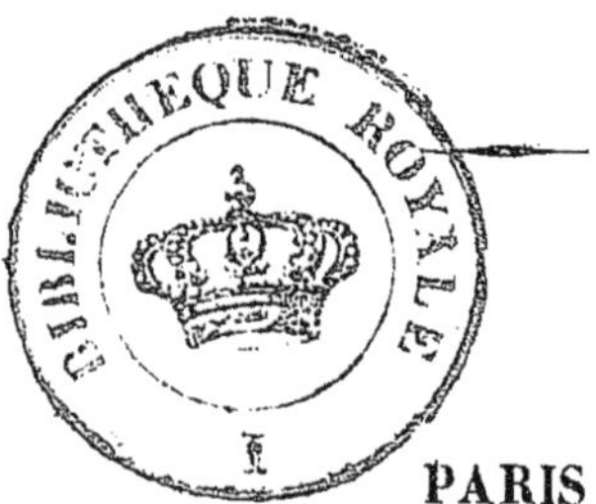

PARIS

FÉLIX LOCQUIN ET COMPAGNIE,
IMPRIMEURS ET FONDEURS EN CARACTÈRES,
16, RUE NOTRE DAME DES VICTOIRES.

1838.

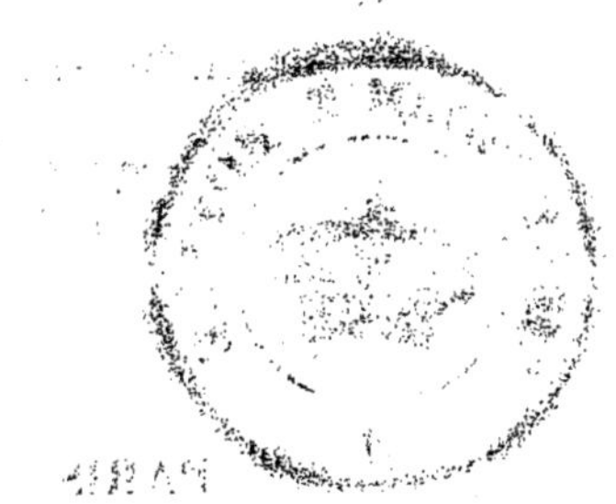

Extrait de la *Biographie des Hommes du jour*,

PAR GERMAIN SARRUT ET B. SAINT-EDME.

Justice, vérité, impartialité.

GIRAUDEAU DE SAINT-GERVAIS (JEAN).

M. Giraudeau de Saint-Gervais a pris le siècle au mot, et impatient d'une clientelle toujours douteuse et si souvent injuste, il a introduit dans l'exercice de la médecine la *publicité* de l'annonce et de l'affiche, la puissance de la réclame dans tous les journaux du *monde*.

Y a-t-il dans une telle conduite philosophie ou charlatanisme, mépris pour les hommes et les choses, ou amour de l'or sans un sentiment pour la science? M. Giraudeau de Saint-Gervais enfin est-il homme de savoir, qui, pour arriver au but de populariser un fait médical dont il a la confiance, croit tous les moyens bons; ou bien faut-il le ranger dans la classe de ces empiriques qui ont pris pour devise : *Si æger vult decipi, decipiatur ?* Est-il un disciple de ces *agrytæ*, de ces *seplasiarii,* que Martial a si souvent flagellés de sa mordante épigramme, ou bien tout simplement un émule exagéré de Portal? M. Portal racontait lui-même dans ses leçons les moyens qu'il avait mis en usage pour se faire connaître : il envoyait à deux ou trois heures du matin son domestique avec une voiture dans une des belles rues du faubourg Saint-Germain ou de la

Extrait de la *Biographie des Hommes du jour*,

PAR GERMAIN SARRUT ET B. SAINT-EDME.

Justice, vérité, impartialité.

GIRAUDEAU DE SAINT-GERVAIS (JEAN).

M. Giraudeau de Saint-Gervais a pris le siècle au mot, et impatient d'une clientelle toujours douteuse et si souvent injuste, il a introduit dans l'exercice de la médecine la *publicité* de l'annonce et de l'affiche , la puissance de la réclame dans tous les journaux du *monde*.

Y a-t-il dans une telle conduite philosophie ou charlatanisme, mépris pour les hommes et les choses, ou amour de l'or sans un sentiment pour la science? M. Giraudeau de Saint-Gervais enfin est-il homme de savoir, qui, pour arriver au but de populariser un fait médical dont il a la confiance , croit tous les moyens bons ; ou bien faut-il le ranger dans la classe de ces empiriques qui ont pris pour devise : *Si æger vult decipi, decipiatur ?* Est-il un disciple de ces *agrytæ*, de ces *seplasiarii*, que Martial a si souvent flagellés de sa mordante épigramme , ou bien tout simplement un émule exagéré de Portal? M. Portal racontait lui-même dans ses leçons les moyens qu'il avait mis en usage pour se faire connaître : il envoyait à deux ou trois heures du matin son domestique avec une voiture dans une des belles rues du faubourg Saint-Germain ou de la

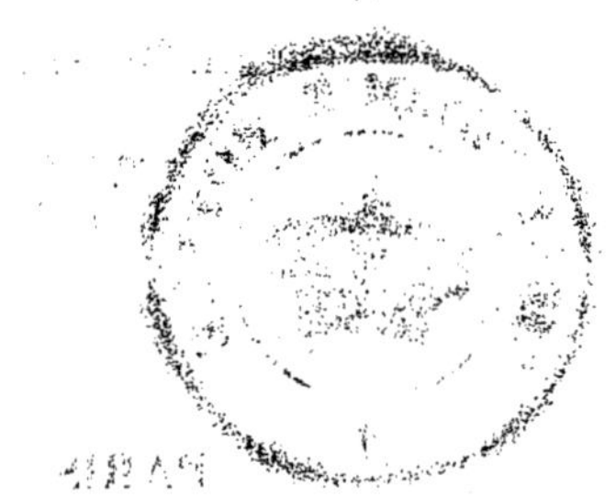

pardonner. Soyez bien persuadé, monsieur, que personne n'honore plus que moi votre caractère et vos talents.

» Agréez , etc.   PARISET,

» *Secrétaire perpétuel de l'Académie royale*
» *de médecine.* »

Mais les adversaires les plus acharnés ne se tinrent pas pour battus : ils portèrent plainte au procureur du roi , dénoncèrent M. Giraudeau comme vendant, sous le nom de *sucs végétaux*, des poisons dangereux.

La cour royale fut saisie de la plainte , et ordonna une enquête judiciaire. MM. Pelletier , professeur à l'école de pharmacie , Chevallier , pharmacien , et Orfila, professeur à l'école de médecine, furent nommés experts examinateurs. Ils se livrèrent à de minutieuses analyses , et conclurent : 1° que ces préparations ne contiennent aucune substance mercurielle ni aucune substance vénéneuse ; 2° que les médicaments sont réellement composés des sucs végétaux indiqués par le médecin ; 3° qu'il est impossible de ne pas considérer le rob comme un médicament sudorifique, propre à faire disparaître plusieurs symptômes syphilitiques, et même à guérir certaines affections vénériennes.

L'enquête judiciaire ne servit donc qu'à donner une plus grande publicité à la méthode de M. Giraudeau , et à appeler la foule dans le cabinet de la rue Richer. D'un autre côté le jeune docteur ne négligea aucun moyen pour faire connaître son triomphe, et accapara dans tous les journaux , non seulement de Paris, mais d'Europe, la grande page d'annonce , qui proclama officiellement le résultat de l'enquête. M. Giraudeau enfin jeta de côté le *decorum* de la toge médicale , et se livra en grand à la fabrication , non pas de son spécifique , mais de son rob, qui sagement administré doit, selon l'opinion des experts examinateurs , être considéré comme un remède parfaitement approprié à la maladie qu'il est appelé à combattre.

En 1831 , M. Giraudeau fit paraître une brochure sur le choléra-morbus. Le mal voyageur n'avait pas encore envahi la France, M. Giraudeau en annonça l'arrivée dans son opuscule , qui est tout entier écrit avec verve et patriotisme.

En 1832, M. Giraudeau visita l'Angleterre. En 1833, il fit une excursion en Orient, dont il a publié la relation sous ce titre : *L'Italie, la Sicile, Malte, la Grèce et la Turquie,* ou *Souvenirs de voyage historiques et anecdotiques.* Cet ouvrage, écrit avec facilité, contient plusieurs détails remplis d'intérêt sur la topographie physique et morale des pays visités par l'auteur. Il est en outre enrichi de nombreuses planches et de portraits.

Depuis son retour d'Orient, M. Giraudeau a donné de l'extension à ses relations industrielles, en devenant le principal actionnaire commanditaire d'un grand nombre d'entreprises commerciales, à la direction desquelles il apporte son caractère actif et intelligent.

Nous terminerons par cette seule phrase que nous avons déjà dite : M. Giraudeau résume en lui notre siècle essentiellement industriel.

Extrait de la *Gazette des hôpitaux civils et militaires.*

DU 13 OCTOBRE 1838.

TRAITÉ DES MALADIES SYPHILITIQUES,

ou Étude comparée des principales méthodes qui ont été mises en usage pour guérir les affections vénériennes ; suivie de Réflexions pratiques sur les dangers du mercure et sur l'insuffisance des antiphlogistiques, terminée par des Considérations hygiéniques et morales sur la prostitution.

PAR GIRAUDEAU DE SAINT-GERVAIS.

Quels que soient les moyens employés pour arriver à une immense publicité, une fois ce résultat obtenu, l'expérience est là, qui permet à celui dont on a jugé les actes de servir les intérêts de la science et de l'humanité ; toute expérience acquise est utile, toute opinion libre, toute publication autorisée quand il en ressort quelque fruit.

Voici le second essai de librairie de M. Giraudeau. Après une publication littéraire sur ses voyages (1), et qui n'était pas sans intérêt, l'auteur aborde aujourd'hui de front les travaux scientifiques. Nous ferons comme lui, nous mettrons de côté tout antécédent, pour ne nous occuper que de l'œuvre actuelle ; nous oublierons l'homme pour l'écrit.

(1) L'Italie, la Sicile, Malte, la Grèce, etc. Paris, 1835. chez Bohaire.

M. Giraudeau a vu sans contredit un très grand nombre de malades ; il a pu étudier la syphilis dans toutes ses formes, en suivre les métamorphoses, apprécier les résultats des divers traitements, tenir note des récidives. Sous ce rapport, les médecins doivent tenir compte de son travail, assez éclairés qu'ils sont d'ailleurs pour en estimer la portée et la moralité.

Les opinions de l'auteur sont bien tranchées. Partisan, sinon exclusif, du moins très ardent du traitement par les sudorifiques et les laxatifs, qu'il appelle méthode dépurative, il admet l'emploi fréquent de la diète, des délayants et des émissions sanguines, et rejette absolument l'usage du mercure.

Il croit du reste à la contagion héréditaire, médiate ou immédiate, de la syphilis, à l'existence du virus.

Après quelques chapitres fort courts, consacrés à l'histoire de la maladie, à la discussion sur l'existence du virus, sur son origine, sur sa spontanéité ou sa non-spontanéité, chapitres dans lesquels sont assez soigneusement analysés les principaux ouvrages sur cette matière, l'auteur aborde la question de la génération, reproduit les diverses opinions sur ce sujet, distingue le sentiment de l'amour du penchant au coït, et cite l'exemple fort curieux d'une jeune dame qui aimait beaucoup son mari, était avide de ses caresses, et éprouvait cependant la plus grande répugnance pour le coït, qui lui donnait chaque fois des envies de vomir. Elle devint enceinte, eut un enfant, sans que ses dispositions fussent changées. Le mari, qui crut d'abord n'être point aimé, fut détrompé par les confidences faites à l'auteur par la dame. Il finit par se contenter de cares ses qui étaient très agréables à la femme, et les deux époux vécurent comme frère et sœur.

L'auteur cite encore comme une preuve de contagion médiate l'observation d'un ulcère vénérien à la partie antérieure du gland, communiqué d'un frère à un autre par un pantalon que l'un des deux avait fortement sali par des matières fournies par un bubon ulcéré. Le frère infecté avait une conduite régulière, n'avait jamais eu de maladie vénérienne, était marié depuis peu à une femme qu'il aimait beaucoup. La femme était parfaitement saine.

L'auteur étudie les phénomènes, le traitement et les effets primitifs et secondaires de la gonorrhée; il cite un fait remarquable par la complication des symptômes, et qui prouve que l'uréthrite peut donner lieu à des accidents généraux syphilitiques.

C'est un jeune homme qui eut pour la première fois un écoulement; au bout de huit jours l'écoulement cessa; il survint un engorgement testiculaire et une affection cutanée (psorique) sur tout le corps, la tête exceptée; bientôt un bubon se déclara à l'aisselle, et enfin une ophthalmie légère.

Des chapitres sont consacrés à toutes les formes de la maladie primitive et constitutionnelle que l'auteur suit dans toutes les parties où elle prend son siége; le diagnostic comparatif des maladies que l'on pourrait confondre avec la vérole est établi avec assez de précision.

Dans le chapitre consacré aux douleurs et périostoses vénériennes, l'auteur cite une observation remarquable et par le mode de guérison et par l'opinion d'un chirurgien célèbre sur l'utilité de la salivation, dans quelques cas.

Fidèle à ses idées contre l'administration du mercure, l'auteur pense que le succès obtenu dans ce cas est dû à la salivation comme moyen d'évacuation et de dégorgement des parties affectées de l'arrière-bouche, plutôt qu'à la propriété spécifique du mercure, et qu'au moyen de tout autre sialagogue, tel que la pyrèthre, le gingembre, le cochléaria, etc., on aurait pu obtenir dans ce cas le même résultat.

Passant ensuite à l'examen de la thérapeutique, l'auteur s'attache à faire ressortir les inconvénients de l'emploi du mercure, et, parmi tous les moyens mis en usage, donne, comme de raison, la préférence au traitement végétal dont il trace avec minutie les règles.

Après quelques propositions aphoristiques, qu'il nomme *Conclusions thérapeutiques*, et qui, il faut en convenir, ont un cachet pratique bien marqué, l'auteur a eu l'heureuse idée de joindre à son livre une notice historique sur la prostitution et sur son état actuel à Paris. C'est un résumé analytique de l'ouvrage de Parent-Duchâtelet, accompagné de recherches et de réflexions propres à l'auteur, qu'on lira avec intérêt ; cette analyse suffira à bien des personnes qui n'auront pas le traité de Parent, dont le prix est fort élevé.

L'auteur termine son ouvrage par la publication, sous le titre de *Formulaire spécial* d'un grand nombre de formules réputées les plus avantageuses contre la syphilis, et insiste de nouveau sur les inconvénients du mercure.

En résumé, faisant, comme nous l'avons dit, abstraction complète du nom de l'auteur, nous regardons ce traité des maladies syphilitiques comme un ouvrage qui peut être consulté avec fruit par les praticiens; ils y trouveront des recherches assez nombreuses, un assez grand nombre d'observations curieuses, et une couleur pratique évidente.

Nous ne pouvons qu'engager M. Giraudeau à persister dans la route nouvelle où il s'engage; c'est un moyen de se réconcilier avec les hommes de l'art, et de jeter un voile sur le passé.

━━━━━━━━

Extrait de la *Gazette de santé*,

HYGIE DU 25 OCTOBRE 1838.

TRAITÉ DES MALADIES SYPHILITIQUES,

PAR GIRAUDEAU DE SAINT-GERVAIS,

Docteur-médecin de la Faculté de Paris, ex-interne des hôpitaux et ancien membre de l'Ecole pratique.

Après avoir excité fortement l'attention publique par ses annonces dans les journaux, le docteur Giraudeau de Saint-Gervais s'est tout à coup résigné à garder le silence, ce qui pouvait faire présumer qu'il avait renoncé à l'exercice de sa spécialité; mais le traité dont je vais rendre compte prouve le contraire.

Cet ouvrage de M. Giraudeau sera, je crois pouvoir le dire, une sorte d'accusation contre lui; car s'il n'a pas craint, pour étendre sa renommée, d'avoir recours à des moyens de publicité que l'usage désavoue, on aura d'autant plus de raison de lui en faire le reproche, qu'il dépendait de lui de mériter par ses travaux la confiance publique et la considération qui sont dues au médecin qui réunit à des connaissances réelles le sentiment délicat de ses devoirs.

En publiant un livre écrit de conviction et de bonne foi, M. Giraudeau semble s'être proposé la satisfaction que donne le sentiment d'avoir fait un acte probatoire qui mette son savoir en évidence, et qui atténue dans l'esprit le souvenir de la critique désobligeante dont il a pu être l'objet. Il se sert de la presse pour faire appel des jugements plus ou moins sévères qui ont pu être prononcés contre lui; la presse doit donc le juger à l'abri de toutes préventions, avec l'impartialité qui fait sa puissance.

D'abord le traité du docteur Giraudeau se distingue par le laconisme et la précision du langage, et principalement par les égards qu'il observe envers les auteurs dont il discute les opinions.

« Lorsqu'on fait un livre élémentaire ou dogmatique, dit » l'auteur, on doit se proposer bien moins la grosseur du vo- » lume que son utilité; tout ce qui est écrit sans nécessité, » surtout dans les livres de médecine, est une sorte de larcin » fait au temps si précieux des études. » Cette pensée a été sans cesse mise en pratique par M. Giraudeau, et cependant il a publié un volume de près de sept cents pages; mais c'est un traité complet des maladies syphilitiques, où on ne trouve que ce qu'il importait de savoir, et où les principales doctrines sont examinées sans prévention et jugées avec le discernement que l'expérience seule peut donner.

L'opinion de l'auteur sur le principe et la nature de la syphilis se fonde sur l'analyse et la discussion de propositions diverses émises par les praticiens. Partisan de la contagion, il admet l'existence des *virus* et soutient, par des arguments solides, les vues qu'il émet à ce sujet.

M. Giraudeau réfute la définition du virus vénérien admise par MM. Delpech, Marc et Nacquart. Il attribue la génération des virus en général à certaines combinaisons chimiques qui ne lui paraissent pas incompatibles avec les phénomènes de la vie.

« Ne serait-ce, dit-il, que pour les corps mixtes ou inorganiques que des substances dissimilaires obéissant aux lois de l'affinité se décomposent pour créer de nouvelles substances ? La même chose ne doit-elle pas avoir lieu pour les parties élémentaires qui entrent dans l'organisation animale, lorsqu'elles passent à l'état morbide, et par suite de leur altération combinée ne se forme-t-il pas une sorte de réaction propre à créer de nouveaux produits et à faire varier leurs propriétés suivant les modifications que peut subir l'altération de ces mêmes parties ? »

Le virus syphilitique, selon l'auteur, est une matière délétère provenant, ainsi que tous les virus, de la combinaison de plusieurs fluides animaux altérés, viciés, lesquels virus diffèrent entre eux en raison de la nature des humeurs qui entrent dans leur composition, et dont le mélange élaboré par une opération de chimie animale produit chaque virus, dont le caractère commun est de se transmettre par le contact et l'inoculation.

M. Giraudeau n'a pas été arrêté, comme on le voit, par l'impossibilité de concilier l'existence d'une matière morbide ayant un mode d'action toujours identique avec la transformation que la vie tend continuellement à imprimer aux organes qui sont le siége d'une maladie.

« Lorsqu'il s'est agi de déterminer la propriété contagieuse de la syphilis, a-t-on distingué, dit l'auteur, comme on l'a fait pour le vaccin, le moment précis où, dans l'état aigu surtout, elle peut se transmettre, de l'époque de son développement, où le virus n'aurait pas encore acquis ou aurait perdu sa propriété reproductive ? »

M. Giraudeau invoque l'opinion de M. Cullerier à l'égard du fluide qui sert de véhicule au virus vénérien et qui, selon ce praticien, doit être doué d'un degré de chaleur, *d'une espèce de vie* qui lui conserve la force de s'attacher au nouveau corps auquel il a été transmis.

M. Jourdan ayant fait observer à l'égard de cette citation qu'il eût été plus exact de dire qu'il faut que les parties exposées à la contagion se trouvent dans certaines conditions pour la recevoir, M. Giraudeau fait observer que ce médecin n'avait pas présents à l'esprit les effets du vaccin et du virus rabique, car, dit-il, il n'est pas nécessaire que les parties qui en subissent la contagion y soient prédisposées par aucune condition animale.

Les citations que je viens de faire peuvent donner une idée de la discussion qui distingue la polémique de M. Giraudeau; mais le principal mérite de son ouvrage consiste, à mon avis, dans les nombreuses observations qu'il contient et qui sont présentées avec toute l'exactitude qui peut les rendre incontestables : elles sont suivies, en général, d'un commentaire qui leur sert de développement et où se trouve une réponse souvent satisfaisante aux objections qu'il a pu prévoir.

Admettant la contagion vénérienne et la faisant dépendre d'un virus, en opposition avec les auteurs pour qui les accidents syphilitiques ne sont que le produit d'une irritation : « Je ne puis, dit le docteur Giraudeau, me faire à l'idée de ne voir dans cette maladie qu'une simple irritation, comme le prétendent les médecins qui nient l'existence d'un principe, d'un virus, d'une humeur spécialement syphilitique, comme on voudra l'appeler. »

Aussi, frappé de la conviction qui paraît animer les auteurs qui soutiennent et qui nient la contagion et l'existence du virus vénérien, M. Giraudeau s'afflige-t-il, dans l'intérêt de l'humanité et de la science, qu'on puisse être de bonne foi de part et d'autre en soutenant sur la même question une opinion si opposée, et il me paraît raisonnable de penser, comme lui, qu'il y a encore beaucoup de choses à étudier sous ce rapport.

Le traité que j'examine contient un chapitre sur la *génération*, qui, je l'avoue, ne m'y semble placé que comme un attrait offert à la curiosité des lecteurs qui sont étrangers à la médecine. Il en est de même vraisemblablement d'une notice historique sur la *prostitution*, qui termine l'ouvrage; toutefois ces deux parties, traitées par M. Giraudeau d'une manière sérieuse, approfondie et dans un but d'utilité, renferment des considérations qui méritent d'être examinées.

Les préceptes d'hygiène qui en sont déduits et qui sont l'objet des chapitres sur la génération et l'onanisme donnent au traité du docteur Giraudeau un degré d'utilité particulier.

L'auteur s'est attaché à traiter de la gonorrhée et des flueurs blanches avec une certaine étendue, et les aperçus qu'il présente sur ces maladies sont généralement dignes d'attention. « Il est d'autant plus nécessaire, dit-il, de traiter des flueurs blanches dans les livres consacrés à l'étude des maladies vénériennes, qu'il est souvent très difficile de distinguer chez les femmes lorsque l'écoulement est dû à la contagion ou à une cause étrangère. Si, comme je l'ai dit ailleurs, la méprise aujourd'hui ne peut pas être très préjudiciable, par suite du traitement presque identique qui convient dans les deux maladies et dont le mercure doit être à jamais exclu ; il est néanmoins de la plus grande importance de pouvoir fixer son opinion sur ce point, dans les cas où la moralité et le bonheur des familles peuvent en dépendre. » Ces réflexions sont assurément fort judicieuses.

Les propositions présentées par M. Giraudeau sur le traitement des maladies vénériennes sont d'un médecin habitué aux raisonnements thérapeutiques les plus rationnels; ce qui établit un contraste frappant avec la prétention que semble avoir eue l'auteur de guérir toutes les maladies au moyen de son rob;

car on lit dans son ouvrage : « Il n'existe aucun médicament qui, administré sans auxiliaire, puisse guérir les maladies vénériennes graves, récentes ou invétérées. La diète, le repos, les saignées locales et générales, les bains, les frictions et les purgatifs administrés à propos, sont indispensables au succès de tous les traitements possibles..... » On a remarqué que les remèdes anti-vénériens les plus efficaces sont excitants, ce qui est vrai et peut s'expliquer par les modifications qu'ils font subir à l'organisme, sans qu'il soit besoin d'admettre que la maladie tient à un état de faiblesse organique.

« L'excitation concentrée sur le tube digestif par le traitement anti-vénérien modifie graduellement et guérit l'état morbide local par suite de la révulsion qui s'opère sur la membrane muqueuse intestinale; c'est ce qu'on peut appeler une médication dérivative ou contre-stimulante.

» Lorsque l'action thérapeutique est dirigée plus spécialement vers le système cutané, au moyen des bains, des frictions, des sudorifiques étendus et pris en abondance, combinés avec des purgations légères, l'organisme suffit au mouvement d'ensemble qui favorise la dépuration générale, ce qui constitue, selon moi, le meilleur système de traitement et qu'on peut appeler méthode dépurative.

» La cachexie et le marasme vénérien, qui caractérisent l'état le plus avancé de la syphilis constitutionnelle et qui, fort souvent, sont le résultat des progrès de la maladie aggravée ou altérée par le mercure, ne présentent que des indications relatives qui exigent toute la sagacité du médecin et qui, pour être convenablement remplies, réclament moins l'usage d'une médication active que la direction sagement ménagée du régime diététique combiné avec les autres ressources que peut offrir l'hygiène. »

Le traité du docteur Giraudeau est terminé par un formulaire qui contient cent quarante-trois formules qui sont celles qui ont eu le plus de crédit, ou qui sont encore aujourd'hui recommandées par les meilleurs praticiens.

En résumé, c'est un ouvrage qui peut prendre place dans la bibliothèque des praticiens, à côté des meilleurs auteurs qui ont écrit sur les maladies vénériennes.

J.-L. MICHU , D. M.

SCIENCES MÉDICALES.

RAPPORT FAIT A LA SOCIÉTÉ DES SCIENCES PHYSIQUES ET CHIMIQUES DE FRANCE, SUR UN OUVRAGE DU DOCTEUR GIRAUDEAU DE SAINT-GERVAIS, EX-INTERNE DES HÔPITAUX , MEMBRE DE L'ÉCOLE PRATIQUE, INTITULÉ :

TRAITÉ DES MALADIES SYPHILITIQUES, *ou Étude comparée des principales méthodes qui ont été mises en usage pour guérir les affections vénériennes, suivie de réflexions pratiques sur les dangers du mercure et sur l'insuffisance des antiphlogistiques ; terminée par des considérations hygiéniques et morales sur la prostitution* (1).

Au nom d'une commission composée de MM. BARBET, chevalier de la Légion-d'Honneur, ex-pharmacien-major des armées ;

(1) Un vol. in-8., 700 pag. Prix : 6 fr. Chez Bohaire, libraire-éditeur, et chez l'Auteur, doct. méd., rue Richer, n° 6 bis, à Paris.

Crommarias, docteur en médecine, chevalier de la Légion-d'Honneur ; Gerard, chevalier de la Légion-d'Honneur , ex-pharmacien principal ; Julia de Fontenelle, professeur de chimie médicale , membre de la commission sanitaire, de celle de la marine pour les médicaments, etc. ; Morand, docteur en médecine, chevalier de la Légion-d'Honneur, chirurgien aide-major des vétérans ; Tassy, docteur en médecine , membre de plusieurs Sociétés savantes ; Tollard , docteur en médecine, chevalier de la Légion-d'Honneur, professeur de botanique, etc.

La syphilis peut être considérée comme un protée médical qui prend toutes sortes de formes , simule une foule de maladies, se marie avec un grand nombre, et, par la variété de ses métamorphoses, trompe souvent la sagacité du praticien le plus expérimenté. De tous les temps elle a fait plus de ravages que la peste et les autres maladies contagieuses ; elle abâtardit enfin l'homme et paralyse ses facultés intellectuelles. La syphilis ne fut guère connue en France que sous le règne de Charles VIII ; à cette époque, la débauche avait fait de tels progrès qu'elle s'était glissée dans tous les rangs, si bien que le parlement, de concert avec l'évêque, voulant diminuer ses ravages, rendit, le 6 mars 1497, une ordonnance tendant à faire sortir de la capitale tous ceux qui étaient atteints de cette maladie, et à enfermer, nourrir et traiter ceux qui l'avaient prise à Paris. Si cette ordonnance eût été rigoureusement exécutée, la *moitié de ses habitants eût pu enfermer l'autre*. Deux mois après, un nouvel arrêt intimait aux malades étrangers de quitter la capitale *sous peine de la hart* (mort). Quant aux Parisiens, ils ne pouvaient sortir de leurs maisons. Enfin, l'ordre fut donné de placer des gardes aux portes de Paris pour empêcher les v..... d'entrer. Cette maladie offrait-elle alors des signes extérieurs pour la reconnaître, ou bien les préposés visitaient-ils les étrangers comme ils visitent maintenant nos paquets? L'histoire n'en dit rien. Ce qu'il y a de bien certain, c'est que, d'après Brantôme, le plus grand nombre des dames de la cour en étaient atteintes, et que François Ier lui-même en mourut ; on pouvait dire alors :

> Et la garde qui veille à la porte du Louvre
> N'en défend pas les rois.

Ce monarque mourut à Rambouillet, le 31 mars 1547 ; on publia à ce sujet les vers suivants :

> L'an mil cinq cent quarante-sept,
> François mourut à Rambouillet
> De la v..... qu'il avait.

Depuis, cette maladie a beaucoup perdu de sa gravité, et la thérapeutique s'est enrichie d'un grand nombre de secours qui en atténuent les dangers. On a beaucoup écrit sur son origine, ses symptômes, sa médication. Les uns ont soutenu que le mercure en est le seul moyen curatif; les autres l'ont attribué aux sudorifiques exotiques; certains à ces deux modes combinés. De nos jours plusieurs médecins croient avoir trouvé sa panacée dans la méthode antiphlogistique. M. le docteur Giraudeau les a soigneusement discutées toutes, et il a montré, d'après beaucoup d'auteurs et ses nombreuses observations, tous les inconvénients, nous dirons même les dangers qui sont attachés à l'emploi du mercure. C'est assez indiquer le mode de médication qu'il suit. Dans sa pratique comme dans son ouvrage, il se montre grand partisan, non exclusif, mais du moins très ardent, du traitement par les sudorifiques et les laxatifs qui font la base de sa méthode dépurative; il recourt en même temps à la diète, aux délayants, aux émissions sanguines, en rejetant constamment le mercure sous quelque forme qu'on l'emploie. Par une infinité d'observations, dont plusieurs lui sont propres, il admet l'existence du virus syphilitique et la contagion médiate ou immédiate de la syphilis. L'intérêt de son ouvrage s'accroît par un aperçu historique sur cette maladie, sa spontanéité et sa non-spontanéité. Dans cette partie, le docteur Giraudeau n'a rien négligé de ce que ses prédécesseurs ont écrit sur le même sujet; il enchaîne les divers faits connus et les coordonne avec ceux qu'il a observés. L'auteur aborde ensuite la question de la génération; il reproduit et commente les diverses opinions émises, et montre cette nuance très peu étudiée du sentiment de l'amour physique et de l'amour moral. Nous nous bornerons à une seule citation. Une jeune dame idolâtrait son mari, était avide de ses caresses, et cependant elle éprouvait des nausées chaque fois qu'elle était dans ses bras; un enfant qui survint ne changea rien à cet état.

M. Giraudeau a vu beaucoup de syphilitiques, il a donc pu étudier les divers phénomènes, la marche, les effets primitifs et secondaires, ainsi que les formes de la maladie primitive et constitutionnelle. Sur ce point son ouvrage est remarquable; car il est le fruit de sa pratique. Mais, toujours fidèle à sa méthode, il donne avec juste raison la préférence au traitement végétal dont il trace avec le plus grand soin les règles. En s'élevant contre l'administration du mercure, il soutient que si l'on en a obtenu quelques effets, c'est plutôt en dégorgeant et évacuant par la salivation les parties affectées de l'arrière-bouche que par sa vertu spécifique; il va plus loin, il ajoute qu'au moyen de quelque autre sialagogue, tel que la pyrèthre, le gingembre, etc., on serait arrivé aux mêmes résultats. Sa méthode à lui, nous le répétons, repose sur les sudorifiques, les bains, les légères évacuations alvines, les frictions sèches sur tout le corps, etc. Pour rendre son ouvrage utile à ceux qui suivent des médications opposées, il y a joint un formulaire spécial qui contient les formules les plus nouvelles et celles qui sont le plus usitées, tant en France qu'à l'étranger. M. Giraudeau a terminé son Traité par une notice historique sur la prostitution, parce que c'est le plus souvent dans les mauvais lieux qu'on gagne cette maladie. A cet effet, il a consulté le *Tableau de Paris* de Dulaure, le *Pornographe* de Rétif de la Bretonne (1), le *Dictionnaire de la Police* de Désessarts,

(1) Cet ouvrage, publié en 1770 sans nom d'auteur, est attribué à Linguet. J'en possède un exemplaire qui m'a été remis par mon honorable ami M. le chevalier Gérard, dans lequel on trouve la note suivante : « Cet ouvrage de Linguet, si connu par ses paradoxes et la docte opinion qu'il avait de lui-même, est une de ses folies; on pouvait dire et proposer de fort bonnes choses sur cette matière : c'est ce qu'il n'a pas fait. Son plan

les notes adressées tous les jours à Louis XV par M. de Sartines, et le bel ouvrage de *Parent du Châtelet*. De nos jours, bien des gens s'attachent à louer le *bon vieux temps* (1) aux dépens du siècle présent; nous sommes cependant forcé de

est absurde, inexécutable et faux dans tous ses résultats ; ce n'est pas même le rêve d'un bon citoyen. J'ai étudié avec lui ; c'était le garçon le plus doux , le plus honnête, le plus instruit : *Quantum mutatus ab illo !* »

Il a fini ses jours sur l'échafaud , pendant la révolution , parce qu'il ne sut pas se taire à propos.   J. DE F.

(1) Dans un ouvrage attribué à Mirabeau , qui fut brûlé par arrêt du parlement, on trouve une répétition du chapitre XV du *Lévitique* qui ne roule que sur la gonorrhée, à laquelle les Hébreux étaient fort sujets, ainsi qu'à la lèpre. Ils forniquaient (*Lév.*, ch. XVII , v. 7) avec les démons sous la forme des chèvres. On voit, par ces citations , quelles étaient les mœurs du peuple de Dieu. Chez les peuples anciens le goût des plaisirs ne fut pas la première cause de la prostitution , elle eut une origine moins criminelle que son effet ; il n'y eut presque aucune des fausses religions qui ne l'admît dans son culte ; elle précéda les sacrifices du sang humain. La prostitution ne fut donc pas d'abord une débauche, mais une *consécration* du premier instant de la nouvelle créature à laquelle on donnait l'être. La *population* fut le second motif de l'ancienne prostitution des filles et même des femmes. Une pratique de dévotion telle que la prostitution devait dégénérer assez vite ; les prêtres de ce temps en abusèrent pour assouvir leur passion. On vit ensuite naître une infâme coutume de se prostituer pour l'entretien d'un temple ou pour se former une dot. Depuis, la prostitution ne dut exister que chez les nations policées , où les deux sexes sont également libres ; aussi a-t-on trouvé peu de prostituées en Turquie, en Perse , à la Chine, et si, dans quelques cantons des Indes , les femmes se sont prostituées, c'était un acte de religion et non un commerce infâme. La Bible nous transmet des documents sur les prostituées des premiers temps , ainsi que sur les mœurs des habitants de Jérusalem et de tout le pays d'Israël sous les rois successeurs de David. Ces femmes étaient entraînées par leur tempérament, ce qui ne les empêchait pas d'exiger un fort salaire. Il n'est point de prostituée, dit Ezéchiel , qui n'exige son paiement. Quant à la prostitution des jeunes filles madianites dans le désert , on as-

convenir que jamais la prostitution n'a été plus grande que sous les règnes de *Saint Louis*, de *François I*er, etc. Sous *Henri III*, elle eut une source plus infâme encore. On vit alors Catherine de Médicis conduire ses filles d'honneur à la prostitution. Sous Louis XV, le monarque lui-même en fut le plus ardent sectateur. Personne n'a oublié *Bontems*, le *Parc-aux-Cerfs*, et *tous les cotillons* de cette époque. Pendant plusieurs siècles, la prostitution fut une profession reconnue dans la

sure que c'était *pour adoucir le plus fort*. Les Grecs en avaient quatre sortes :

1° Les *filles publiques*, les *prostituées communes*, logées dans des maisons obscures, que les hommes allaient voir en secret;

2° Les *filles dressées à la prostitution*, dont les *mastropos*, dont elles étaient esclaves, faisaient trafic de leurs appas ;

3° Les *prêtresses consacrées au culte de Vénus*, qui recevaient l'homme qui les avait choisies ;

4° Les *courtisanes*, telles que les Bacchis, les Dorique, les Laïs, les Phryné, etc. D'autres, assises près des temples de Nilitta ou Vénus, se prostituaient aux étrangers et portaient sur les autels de la déesse des sommes considérables pour l'entretien de son culte.

Chez les Romains, la prostitution religieuse n'eut plus lieu, le culte du *Phallus* ou de Priape devint ridicule. Le concubinage légitime en écarta longtemps la prostitution ; cependant leurs *Lupanaria* étaient des endroits plus importants que nos mauvais lieux; on s'y livrait à tous les genres de débauches. De tout temps, il y eut à Rome un quartier pour les filles publiques, où les dames romaines ne connaissaient plus ni pudeur ni retenue, et où l'on vit une impudique impératrice, qui a donné son nom au *nec plus ultrà* de la débauche, courir la nuit ces lieux pour satisfaire sa fureur utérine; aucune de ces messalines ne conservait de voile pour cacher ses appas, pour attirer la volupté des regards. Pétrone, Martial, etc., nous les représentent comme des femmes à qui l'habitude du plaisir avait fait un besoin de la jouissance.

Chez les peuples modernes, au contraire, la prostitution est un état vil, destructif des bonnes mœurs, contraire à la population, dangereux pour la santé, pour la vie même dont elle attaque les sources ; aussi les société, protégée par les rois, les moines, etc. La cour avait son *Roi des Ribauds*, qui l'accompagnait en tous lieux avec les prostituées, et qui *était chargé de leur faire départir quartier et logis, et de commander de leur faire justice.* François Ier fut plus loin, il leur substitua des femmes de qualité, et, *en prostituant ainsi la noblesse, il ennoblit la prostitution.* L'auteur a fait un résumé très curieux de tout ce qui se rattache aux prostituées et à la prostitution, qu'il a enrichi de ses propres observations. Cette partie de son ouvrage est très intéressante, et peut en quelque sorte tenir lieu de celui de Parent du Châtelet.

Dans la vie de certains hommes, il y a leurs actions et leurs écrits ; nous n'avons à parler ici que de l'ouvrage de M. Giraudeau, et, nous devons le dire avec franchise, ce *Traité des maladies syphilitiques* annonce un grand esprit d'observation, un praticien judicieux et éclairé qui ne cherche que les faits, et qui, loin de se prôner sans cesse, comme tant de ·

prostituées sont-elles *avilies*, *flétries*, souvent *traquées* et *arbitrairement traitées* et *punies* ; elles sont plus rares chez les peuples asiatiques que parmi les nations chrétiennes. A Londres, la prostitution y est comme à Paris. En Allemagne, elle est tolérée dans les grandes villes et défendue dans les petites ; il en est de même en Suisse. En Italie, le débordement est complet. En Espagne, les prostituées sont, de toutes les Européennes, celles qui font le plus gravement leur vil métier ; elles se prêtent à mille fantaisies brutales qui les dégradent de plus en plus. Il n'est peut-être aucun pays où le genre humain soit plus corrompu ; jusque dans les lieux saints, elles établissent le siége de la prostitution, et quand elles rentrent chez elles avec le malheureux qui va chercher le plaisir, et bien souvent le germe de l'infection, elles s'empressent de couvrir d'un voile la statue de la Vierge, placée dans cet infâme lieu.

petits grands hommes, ne parle de lui qu'avec la plus grande réserve. Nous dévons ajouter que son style est clair, précis et point prétentieux. Au reste, l'auteur avait déjà fait ses preuves, sur ce point, en publiant, il y a deux ans, son intéressant ouvrage sur *l'Italie, la Grèce et la Turquie*. Le Traité de M. Giraudeau nous a paru marqué au coin de l'utilité ; il renferme d'excellents préceptes, des faits et des observations importantes. Nous pensons qu'il mérite de trouver place tant dans la bibliothèque du médecin que dans celle de l'homme du monde, car il semble réaliser son épigraphe : *Guérir d'abord, discuter ensuite* (1).

En conséquence, votre commission vous propose de déposer honorablement cet ouvrage dans vos archives, et d'adresser des remercîments à l'auteur.

HENRI TOLLARD, MORAND, CROMMARIAS, JULIA DE FONTENELLE, TASSY, D. M. P., GÉRARD, J. BARBET.

Le présent rapport est approuvé.

Pour copie conforme :

Le Secrétaire perpétuel, JULIA DE FONTENELLE.

(1) Une partie de l'ouvrage du docteur Giraudeau avait été adressée à la Société pour le concours des maladies syphilitiques ; il est à regretter que l'auteur se soit fait connaître par la voie de l'impression.

ITALIE, GRÈCE, TURQUIE,

SOUVENIRS D'UN VOYAGE EN ORIENT,

A bord du Francesco 1ᵉʳ armé en guerre, pour cette expédition scientifique.

PAR GIRAUDEAU DE SAINT-GERVAIS,

Docteur en médecine.

UN BEAU VOLUME ORNÉ DE GRAVURES, VIGNETTES, ETC.

Prix : 6 francs.

Principaux chapitres : Coup d'œil sur la Suisse, les Alpes et l'Italie. — Ruines, Brigands, Courtisanes, Monuments. — Le pape, Fêtes de Pâques. — Un orage en mer, Adieux à Naples. — Bal du roi à Messine, l'Etna. — Palerme, Maison de Fous, Conservation des morts. — La duchesse de Berry à notre bord avec Luchesi Palli et le comte de Ménars. — Corfou, Constitution républicaine, lord Nugent. — Patras, Danses grecques, Tombeaux antiques. — Nouvelles fouilles d'Olympie. — Le roi Othon, Palycares grecs. — Lycée d'Égine,

Temple de Laïs à Corinthe. — Miaulis, Soldats de Fabvier. — Napoli, Fêtes en l'honneur du prince de Bavière. — Athènes, Syra, Zante. — Femmes de Smyrne. — Bal du Casino. — Mariage juif. — Les Dardanelles. — Mer de Marmara. — Séjour à Constantinople. — Le Sérail, Mahmoud. — Namich-Pacha. — Cimetières, Mariages, Bains, Supplices. — Le comte Orloff, l'amiral Roussin, et le Camp russe.

Il a été publié dans le *Constitutionnel* du 7 et dans le *Temps* du 10 mai, des articles empruntés à l'ouvrage que nous annonçons sur la GRÈCE et la TURQUIE ; ce voyage en Orient se distingue par la fraîcheur des descriptions et l'élégance des récits, au point que le lecteur finit par croire qu'il voyage avec l'auteur, et qu'il éprouve tous les charmes d'une excursion aussi intéressante que celle dont on lui offre les tableaux vifs et animés. La partie anecdotique est du meilleur goût, et l'auteur, en décrivant les mœurs et les habitudes des pays qu'il a parcourus, n'a point oublié les monuments et les ruines célèbres qui sont là témoins vivants des faits que nous a légués l'histoire. La voix des tombeaux est si puissante, qu'un sol riche de palais debout et respectés parle avec moins de force à l'imagination que des débris de colonnes, des fragments de corniches qui furent jadis un temple où Jupiter et Apollon rendirent des oracles, et c'est à ce charme puissant que l'on doit attribuer les émotions vives et profondes que l'on éprouve en lisant la relation de cette intéressante excursion.

Parmi les gravures qui ont particulièrement fixé notre attention, nous citerons celles qui représentent la duchesse de Berry avec Luchesi Palli à bord du *Francesco*, et revenant de Sicile avec l'auteur ; le portrait du roi de Grèce ; la mosquée de Smyrne.

Chez Arthus BERTRAND, libraire-éditeur, rue Hautefeuille, 23 ; et chez POUGIN, libraire, quai des Augustins.

Imp. et Fonderie de Félix Locquin et Comp., rue N.-D.-des-Victoires, 16.

9 782016 125977